CONSIDÉRATIONS

SUR LES

FRACTURES DE L'ASTRAGALE

PAR ÉCRASEMENT

PAR

Léonard DUPEYRON

DOCTEUR EN MÉDECINE DE LA FACULTÉ DE PARIS

MÉDECIN STAGIAIRE AU VAL-DE-GRACE

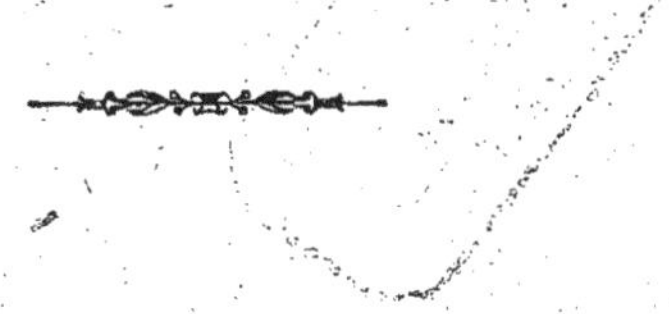

PARIS
ALPHONSE DERENNE
52, Boulevard Saint-Michel, 52
1881

CONSIDÉRATIONS

SUR LES

FRACTURES DE L'ASTRAGALE

PAR ÉCRASEMENT

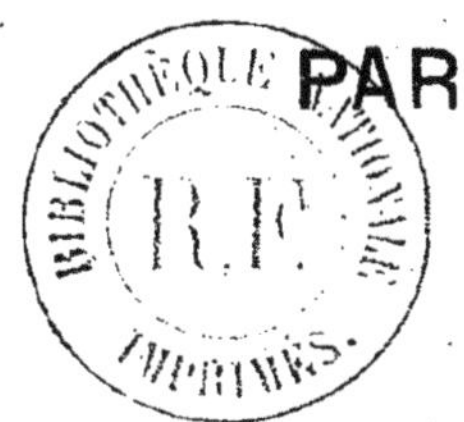

PAR

Léonard DUPEYRON

DOCTEUR EN MÉDECINE DE LA FACULTÉ DE PARIS

MÉDECIN STAGIAIRE AU VAL-DE-GRACE

PARIS
ALPHONSE DERENNE
52, Boulevard Saint-Michel, 52
1881

A MON PÈRE

A MA MÈRE

A MES FRÈRES ET SŒURS

A MA TANTE, CAROLINE ROCQUES

A MON ONCLE, L'ABBÉ CH. DUPEYRON

A MON ONCLE, LE COMMANDANT SUBERVILLE
Officier de la Légion d'honneur

A MON ONCLE, LE DOCTEUR G. DUPEYRON
Médecin principal de l'armée

A MES PARENTS

A MES AMIS

A MON PRÉSIDENT DE THÈSE

MONSIEUR LE PROFESSEUR RICHET

Chirurgien de l'Hôtel-Dieu

Membre de l'Académie de Médecine

Commandeur de la Légion d'honneur.

CONSIDÉRATIONS

SUR LES

FRACTURES DE L'ASTRAGALE

PAR ÉCRASEMENT

AVANT-PROPOS

En suivant les visites de M. le professeur Richet à l'Hôtel-Dieu, notre attention fut appelée il y a trois mois sur un cas de fracture de l'astragale par écrasement, auquel les circonstances étiologiques et le peu de fréquence de l'affection nous parurent donner un intérêt particulier; et le comparant à un cas analogue, qu'il nous avait été donné d'observer dans les derniers mois de l'année dernière à l'hôpital militaire du Val-de-Grâce, nous avons pensé qu'il serait peut-être bon de réunir les quelques faits de ce genre qui existent dans la science, et de faire de cette lésion le sujet de notre thèse inaugurale.

Nous étudierons d'abord les rapports anatomiques de l'astragale; le second chapitre sera consacré à l'étiologie et au mécanisme du genre de fracture qui nous occupe; dans le troisième, nous en examinerons les symptômes, et dirons quelques mots du diagnostic et des complications ; le pronostic et le traitement feront l'objet du quatrième ; nous donnerons ensuite les observations ; puis suivront les conclusions, et enfin un index bibliographique.

Mais avant de commencer, qu'il nous soit permis d'exprimer notre reconnaissance à M. le professeur Richet pour nous avoir autorisé à traiter un sujet pris dans son service, et de le remercier de l'honneur qu'il nous a fait en acceptant la présidence de notre thèse.

Nos plus sincères remerciements aussi à M. le Dr Bazy, chef de clinique de la Faculté, pour les bons conseils qu'il n'a cessé de nous prodiguer, et qui n'a pas manqué une occasion de nous être utile.

ANATOMIE

Le pied étant destiné à supporter le poids du corps, son squelette doit offrir des conditions de solidité en rapport avec cette destination, et des conditions de mobilité suffisantes pour favoriser ses mouvements de translation. La multiplicité des pièces qui le composent, et leur arrangement le rendent parfaitement propre à remplir ses fonctions.

Vingt-six os, en effet, en forment la charpente. D'autant plus nombreux et plus petits qu'ils s'éloignent davantage de la jambe, c'est au niveau de celle-ci que se trouvera le maximum de solidité, et par contre le minimum de mobilité:

Pour rester dans le cadre que nous nous sommes tracé, nous ne parlerons du squelette du pied que comme soutien, c'est-à-dire de sa portion tarso-métatarsienne considérée dans son ensemble ; puis nous décrirons l'astragale séparément, avec les détails indispensables pour l'explication du mécanisme de la lésion dont nous avons entrepris l'étude.

Ici, nous ne saurions mieux faire que de citer textuellement l'excellent ouvrage de M. le professeur Richet : « Le « tarse (1), dans la composition duquel entrent sept os, « forme un tout compacte ; tandis que les cinq os du mé-

1. Richet, *Traité pratique d'anatomie médico-chirurgicale*, 5e édition, p. 1315.

« tatarse qui se touchent à leurs extrémités, présentent « entre leurs corps des intervalles qui les ont fait comparer « à un gril.

« De la réunion du tarse et du métatarse, résulte la voûte « du pied, à laquelle on considère deux arcs et trois piliers. « L'arc interne, plus allongé et plus élevé que l'externe, « s'étend du calcanéum à l'extrémité postérieure du gros « orteil ; l'arc externe beaucoup plus court, et plus sur- « baissé, mesure l'intervalle qui existe entre la tubérosité « calcanéenne inférieure et l'extrémité postérieure du cin- « quième métatarsien. Quant aux piliers sur lesquels ap- « puient ces arcs, le postérieur est commun : c'est le « calcanéum ; des deux autres, l'un est figuré par la tête « du premier métatarsien ; l'autre, beaucoup plus étendu, « par les extrémités postérieure et antérieure du cinquième « métatarsien.

« Non-seulement le squelette de la région tarso-métatar- « sienne forme une voûte antéro-postérieure, mais il est « encore courbé dans le sens transversal, disposition due « à la forme des os de la deuxième rangée du tarse et des « extrémités postérieures des métatarsiens, tous taillés en « forme de coins et disposés de manière à présenter leur « sommet vers la face plantaire, et leur base vers la face « dorsale.

« Un appareil ligamenteux puissant maintient cet appa- « reil, qui rappelle d'une manière parfaite la structure de « nos voûtes architecturales ; le but évident de cette dis- « position est de résister au poids énorme que, dans la « station, la marche ou le saut, le tibia transmet au « pied. »

Outre cette aponévrose plantaire, ce ligament passif, qui maintient la voûte tarso-métatarso-phalangienne, il existe un ligament actif, agissant selon la volonté ou l'instinct du sujet, et constitué par les muscles de la plante du pied ; il représente une seconde corde, capable de sous-tendre, avec un degré de force variable, l'arc osseux que forme le squelette du pied, et contribue, lui aussi, à le maintenir.

« Les os du tarse sont disposés sur deux rangées :
« l'une postérieure, formée du calcanéum et de l'astragale ;
« l'autre antérieure, dans laquelle entrent le scaphoïde et
« les trois cunéiformes en dedans, le cuboïde en dehors.

« L'astragale placé au-dessus du calcanéum, occupe,
« on peut le dire, le point le plus élevé de la voûte tarso-
« métatarsienne ; mais il n'en est point la clef, comme
« l'ont dit, par erreur, quelques auteurs : aussi a-t-on pu
« l'extraire sans que la marche ait cessé d'être possible, facile
« même. »

L'astragale, quoique superposé au calcanéum ne le recouvre pas tout entier : il ne lui correspond que dans sa moitié antérieure, toute la saillie du talon restant libre en arrière ; mais si le calcanéum dépasse l'astragale de toute sa moitié postérieure, l'astragale à son tour dépasse l'os du talon de toute sa moitié interne, de telle sorte qu'un plan vertical, passant par la face interne du calcanéum, couperait l'astragale d'avant en arrière en deux moitiés, et suivant la gorge de sa poulie ; disposition défavorable à la solidité, et qui forcerait cet os à basculer et à tomber en dedans, n'était la petite apophyse du calcanéum qui le maintient en faisant fonction de *console*, pour employer une expression empruntée à l'architecture, et tout à fait comparable à celles qui soutiennent les balcons avancés sur la façade des maisons.

Maintenant, nous allons considérer les points de contact de ces deux os, c'est-à-dire leurs surfaces articulaires.

L'articulation qui les unit « est une double arthrodie, « dit M. Richet (1), ou plutôt une articulation par em-« boîtement réciproque ; effectivement les surfaces articu-« laires sont taillées de telle sorte que le calcanéum qui est « reçu par l'astragale en arrière et en dedans, reçoit cet « os en avant et en dehors.

« L'astragale présente sur sa face inférieure deux sur-« faces articulaires : une postérieure, concave et oblique en « bas et en dehors ; une antérieure, convexe et également « oblique ; ces deux surfaces sont séparées par une « rainure profonde. La même disposition, mais en sens « inverse, s'observe sur la face supérieure du calcanéum ; « la face convexe est en dehors et en arrière, la convexe, « en avant et en dedans, couronnant la petite apophyse « du calcanéum ; toutes deux également séparées par une « rainure profonde. »

De l'obliquité des surfaces articulaires résulterait, pour l'astragale, une tendance à glisser en avant et en bas ; mais, sans compter un ligament d'une force et d'une étendue considérables, ligament intérosseux, inséré dans les rainures dont nous avons parlé, nous ne craignons pas d'affirmer que ce glissement est impossible, bien entendu dans les pressions dirigées directement de haut en bas, les seules dont nous ayons à nous occuper ici, vu l'engrenure remarquable des deux os.

1. Richet, *ouv. cit.* p. 1317.

Du côté externe, en effet, l'astragale envoie en bas une apophyse saillante et très-solide, qui est reçue dans un angle à peu près droit et ouvert en haut, formé par la réunion du corps du calcanéum avec son apophyse antérieure ; du côté interne, même artifice, la petite apophyse du calcanéum vient se loger dans un angle rentrant, mais ouvert en bas, que lui offre le bord inférieur et interne de l'astragale.

Ainsi, l'astragale se trouve maintenu comme par deux crochets latéraux extrêmement résistants, qui s'opposent à tout déplacement en masse de cet os.

Il nous reste à examiner les rapports de l'astragale avec les os de la jambe. Il se trouve situé immédiatement au-dessous du tibia, dont l'axe passe sensiblement par son centre, et qui lui transmet directement tout le poids du corps. L'astragale peut donc être considéré comme le prolongement de la colonne de soutien, constituée par le tibia. Le péroné n'agit que comme auxiliaire, il maintient, pour une part, la juxtaposition de la colonne et de son prolongement, et n'est pour rien dans la transmission du poids du corps.

Mais étudions d'abord les points de contact.

D'abord, du côté de la jambe. En se réunissant par arthrodie à leur partie inférieure, le tibia et le péroné établissent une mortaise oblongue dans le sens transversal, et dont le tibia forme seul la plus grande partie. Une saillie antéro-postérieure très mousse, divise en deux parties cette surface, d'avant en arrière. Elle correspond à la partie de la face supérieure de l'astragale. La mortaise est complétée par deux ligaments tibio-péroniers, l'un en avant, l'autre en arrière.

L'astragale, de son côté, présente une surface articulaire supérieure, se réunissant par ses bords latéraux à deux autres surfaces, également articulaires, marquées sur les face interne et externe de l'os. La surface supérieure est allongée en sens inverse de la mortaise, c'est-à-dire d'avant en arrière, et inégalement divisée en deux parties par une gorge, qui loge la crête antéro-postérieure de la mortaise.

De telle sorte, dit Cruveilhier, que le plus grand diamètre de la trochlée astragalienne est dirigé d'avant en arrière, tandis que le plus grand diamètre de la mortaise est dirigé transversalement. C'est précisément, disons-le en passant, cette disproportion entre ces deux diamètres qui se croisent, qui mesure l'étendue des mouvements d'extension et de flexion du pied.

Quant aux portions latérales de la surface articulaire, destinées au contact des malléoles, elles présentent ceci de particulier qu'elles ne sont pas parallèles entre elles, mais bien inclinées, de façon à constituer une sorte de coin, qui s'enfoncerait dans la mortaise. Cette disposition nous servira à expliquer comment l'écrasement de l'astragale, l'objet de notre travail, est plus prononcé en certains points que dans d'autres.

ÉTIOLOGIE. — MÉCANISME

L'écrasement de l'astragale suppose nécessairement deux forces agissant sur lui en sens inverse, et tendant à rapprocher deux faces opposées. Or, des six faces de cet os, deux seulement, la supérieure et l'inférieure, peuvent être prises entre deux forces simultanées : le tibia transmet la puissance en haut, et le calcanéum constitue en bas la résistance. Dans l'extension du pied, le tibia agirait, il est vrai, sur la face postérieure, mais nulle résistance ne serait appliquée sur la face antérieure, et, l'astragale, au lieu de s'écraser, serait luxé d'arrière en avant. La flexion du pied n'est pas assez étendue, pour permettre au tibia d'agir d'avant en arrière ; et, si une force quelconque, en supposant que ce fût possible, s'appliquait sur la face antérieure de l'astragale et le pressait d'avant en arrière, l'os se luxerait encore dans ce sens, puisque rien ne le maintiendrait en arrière. Quant aux faces latérales, elles sont protégées par les malléoles.

Dans toutes les observations que nous avons réunies, nous voyons que la force qui agit sur l'astragale pour l'écraser, est toujours représentée par le poids total du corps, mû avec une grande vitesse, c'est-à-dire précipité d'un lieu élevé, ou projeté sur le sol avec violence. C'est ainsi que dans trois des observations que nous relatons, nous trouvons deux chutes d'un deuxième étage, une d'un cinquième, et trois chutes, soit de cheval, soit de cabriolet, mais accompagnées d'une très grande violence imprimée par l'allure des chevaux.

Chez un malade que nous avons vu dans le service de M. le professeur Gosselin, et dont nous regrettons de n'avoir pu prendre l'observation, nous avons observé une fracture de l'astragale par écrasement, causée par une chute du haut de l'impériale d'un omnibus.

Tomber de haut ou avec force ne suffit pas ; il est indispensable de tomber sur les pieds, la chose se comprend d'elle-même ; bien plus, il faut que le pied porte à plat sur le sol, et que la jambe, et avec elle l'axe du corps, lui soit perpendiculaire. En un mot, il faut que le calcanéum vienne s'appliquer exactement à terre, et qu'il offre un plan résistant, un mortier suffisamment solide, qu'on nous pardonne cette expression, sur lequel le tibia puisse triturer l'astragale.

Nous allons voir combien il est difficile de trouver ces conditions réunies, et combien sont nombreuses les causes qui y mettent obstacle, ce qui nous expliquera l'extrême rareté du genre de fracture que nous étudions, et le silence que tous les auteurs ont gardé sur ce sujet.

D'abord, le calcanéum, par sa structure spongieuse, comme celle de l'astragale, peut, comme lui, s'écraser et s'aplatir. Et, en effet, c'est lui qui est lésé très-souvent dans les chutes de haut sur la plante des pieds, plus souvent même que l'astragale, et on pourrait presque dire que, dans cette circonstance, la fracture par écrasement du calcanéum est la règle, celle de l'astragale, l'exception. Il va sans dire que les deux peuvent coexister. Le mécanisme est absolument le même dans les deux cas : compression dans le sens vertical ; seulement le calcanéum est serré entre le sol et l'astragale, qui n'est plus ici passif, mais actif, et transmet la force qu'il reçoit du tibia. On ne peut pas dire pourquoi, dans quelques cas, la violence agit sur l'astragale plutôt que sur le calcanéum. Ce qui est certain, c'est que si l'os du talon se brise le premier, l'astragale est moins exposé à se fracturer.

L'arrangement des os du tarse, le degré plus ou moins prononcé de la voussure tarso-métatarsienne, peuvent protéger l'astragale, et mettre obstacle à son écrasement. Nous avons vu, quand nous avons parlé de l'anatomie de la région, que le calcanéum ne touchait le sol que par sa partie postérieure ; pour l'y appliquer exactement, puisque c'est une condition indispensable, nous l'avons dit, il faut qu'une partie de la force destinée à broyer l'astragale, soit employée à déformer la voûte du pied, à vaincre la résistance des ligaments de chacune des articulations, et à forcer l'aponévrose plantaire, ce ligament si puissant, qui maintient l'ensemble de la voûte. Après une perte si considérable, la force peut bien n'être plus assez puissante, pour que l'astragale ne puisse lui résister par le fait de sa consistance même.

Des lignes qui précèdent, on pourrait peut-être déduire que le pied plat est plus favorable à l'écrasement de l'astragale que le pied cambré. Cependant notre premier malade offrait une cambrure des pieds extrêmement prononcée.

Le ligament actif, les muscles de la plante du pied, rendront, s'ils sont contractés, l'affaissement de la voûte plantaire plus difficile. Béringuier (1) prétend que cette contraction est instinctive et inévitable dans une chute sur la plante des pieds.

L'épaisseur considérable de la couche de graisse, que l'on trouve sous la peau du talon, amortit pour une part le coup de la chute.

Il n'est pas indifférent non plus que le pied soit étendu ou fléchi sur la jambe, que la chute soit prévue ou voulue. Si le pied est étendu, nous avons vu qu'il se produit une luxation et non un écrasement, la luxation pouvant d'ailleurs s'accompagner d'une fracture par arrachement. La chute peut s'accomplir dans les conditions que nous avons indiquées, et immédiatement après, le pied peut s'étendre, comme dans le cas du docteur X., observation II, et produire ainsi des déplacements. Ces luxations sont alors consécutives.

Dans le cas où la chute est prévue ou voulue, dans les sauts d'une grande hauteur, par exemple, on n'observe pas de fracture de l'astragale, mais bien une luxation; parce qu'alors la personne, victime de l'accident, cherche, sans s'en rendre compte, à parer le coup, pour ainsi dire : elle étend le pied sur la jambe, de manière à tomber sur la pointe, elle fléchit légèrement les genoux, et même les cuisses, de manière que les colonnes de sustentation, au lieu de représenter une tige rigide transmettant intégralement le poids du corps, forment une ligne brisée dont tous les coudes sont le siège d'une décomposition des forces. A

1. *Journal de chirurgie de Malgaigne*, 1843, p. 379. — Observation d'un cas de fracture du calcanéum après une chute sur la plante des pieds, recueillie par Béringuier.

l'appui de cette théorie, nous ne citerons qu'un fait, rapporté par Rognetta dans les *Archives générales de médecine* (1) : « En 1826, les prisonniers de la maison Saint-François, à Naples, effectuèrent leur évasion après avoir abattu une grille de la prison. Ils escaladèrent ce local à l'aide d'alèzes nouées ensemble, qui leur servirent de lacs. L'un de ces malheureux, jeune homme de vingt ans, se croyant tout près du sol en descendant, quitta le lacs qui le soutenait, et tomba d'une assez grande hauteur sur les pieds. *Il se luxa l'astragale en avant* et le pied en dehors. On le transporta à l'hôpital Saint-François, dont M. Nanula était chirurgien en chef. La réduction ayant été impossible, on fit l'extraction de l'astragale, qui ne présenta pas la moindre trace de fracture. »

L'inclinaison du point du sol sur lequel on tombe, peut, croyons-nous, modifier la position du pied par rapport à la jambe, et produire une luxation au lieu d'un écrasement.

Il semblerait, au premier abord, qu'une chaussure à talon élevé, devrait produire le même effet que le plan incliné du sol. Nous pensons qu'il en est autrement, et l'observation II paraît nous donner raison. Le talon de la bottine supporte à plat le calcanéum, de sorte qu'il résiste immédiatement à la force de projection, sans lui donner le temps de s'épuiser à vaincre les difficultés que lui oppose la voûte tarso-métatarsienne. Aussitôt après la semelle vient toucher le sol, et alors seulement le pied se place en extension, et produit ces luxations consécutives que nous avons signalées quelques lignes plus haut. Il résulte de ce que

1. *Archives générales de médecine*, 2e sér. tome III, 1833, p. 522.

nous venons de dire que les chaussures à talon élevé, loin de mettre obstacle à l'écrasement de l'astragale, le favorisent, au contraire.

Nous avons maintenant à examiner dans quels points siège plus particulièrement l'écrasement, et à rechercher l'explication de ces points d'élection.

La description anatomique montre clairement que cette fracture spéciale n'est possible que sur le corps de l'astragale. Elle peut porter sur la totalité de l'épaisseur de l'os ; mais on peut dire, d'une manière générale, qu'elle a lieu ordinairement au niveau de la face inférieure. En effet, c'est au niveau de l'articulation calcanéo-astragalienne que, dans une chute sur la plante des pieds, paraît se concentrer l'action triturante, se montrer le maximum de pression. Plusieurs faits viennent à l'appui de notre hypothèse. L'observation V de notre thèse fait voir un cas d'écrasement de la partie inférieure du corps de l'astragale ; deux autopsies, que M. le professeur Richet rappelle dans son livre d'anatomie médico-chirurgicale (1), présentent un écrasement siégeant au niveau de la face supérieure du calcanéum ; il en est de même d'un cas relaté dans les *Archives générales de médecine* (2), et qu'on nous permettra de rapporter ici :

« Un homme de 60 ans tomba sur les pieds d'un lieu assez élevé. Il put se relever aussitôt après sa chute et marcher, quoiqu'en boîtant.

Plusieurs jours s'étaient écoulés depuis cet accident, lorsque le malade fut envoyé dans le service de M. Malgaigne :

1. Richet, ouv. cit., p. 1327.
2. *Archives générales de médecine*, 1843, 4e série, T. I, p. 366.

alors la partie inférieure du membre pelvien droit présentait un gonflement considérable, et il était presque impossible de poser un diagnostic précis. Cependant on s'arrêta à l'idée d'entorse violente avec fracture du péroné. Le malade étant venu à mourir, durant le traitement de sa fracture, par suite d'accidents cérébraux, on trouva que les deux os de la jambe, ainsi que l'astragale étaient intacts. Le calcanéum seul était écrasé : une fracture horizontale l'avait séparé en deux moitiés superposées, dont la supérieure était enfoncée, surtout en avant, dans le tissu spongieux de l'inférieure, à une profondeur de 4 à 5 millimètres.

Le fragment supérieur était lui-même divisé dans sa longueur, et ses deux moitiés présentaient en avant un écartement de 4 à 5 millimètres rempli par du sang coagulé. »

On peut expliquer cette particularité :

1° L'astragale pressé par dessus et par dessous se brisera au point le plus fragile, c'est-à-dire dans sa partie inférieure ; là, en effet, la couche de tissu compacte est beaucoup plus mince qu'à la partie supérieure, comme on peut s'en apercevoir sur une coupe verticale et antéropostérieure de l'os ; là aussi se trouvent de nombreux vaisseaux nourriciers, qui, en se creusant un passage, augmentent la fragilité de l'os (1).

2° Du côté de la face supérieure de l'astragale le choc se laisse amortir : par l'épaisseur considérable des cartilages articulaires qui sont doués d'élasticité ; par la forme en coin de la mortaise, qui se laisse légèrement élargir par la pression de bas en haut qu'elle reçoit de l'astragale également

1. Musée Orfila, section : Arthrologie. Pièces 88 et 89.

en forme de coin. Cet élargissement de la mortaise est favorisé par l'élasticité du péroné, dont la partie moyenne se rapproche de la partie moyenne du tibia, de façon à rétrécir à ce niveau l'espace interosseux.

Étant donné que l'astragale se fracture ordinairement vers sa face inférieure, n'y a-t-il pas des points de cette face plus exposés que d'autres? L'apophyse astragalienne que le calcanéum reçoit dans l'angle rentrant qu'il forme en se réunissant avec son apophyse antérieure, paraît plus disposée à écraser qu'à se laisser écraser, et protège le côté externe de l'astragale. Du côté interne, c'est bien différent, cet os est sans défense, il ne peut que subir passivement, et se briser sous la pression de la petite apophyse du calcanéum. C'est probablement le côté interne de l'astragale qui a cédé chez le malade dont nous racontons l'histoire dans l'observation I.

SYMPTÔMES. DIAGNOSTIC. COMPLICATIONS

« Dans tous les cas de fracture de l'astragale, dit Malgaigne (1), la lésion a été reconnue par la dissection ». En disant cela, Malgaigne entendait parler de toutes les fractures dont l'astragale peut être le siège. On ne pense plus ainsi, aujourd'hui que les faits de ce genre se sont beaucoup multipliés dans la littérature médicale, et M. Daniel Mollière a, dans une étude récente (2), montré les signes propres à les faire reconnaître pendant la vie.

Mais ce qui est plus difficile, c'est de diagnostiquer une variété particulière de ces fractures, la variété par écrasement. M. le professeur Richet, à qui revient l'honneur d'avoir découvert ce genre de lésion, a levé toutes les difficultés, et ce sont les symptômes que nous l'avons vu signaler dans ses visites à l'Hôtel-Dieu, et les phénomènes qui se sont manifestés chez les malades dont nous donnons les observations, que nous allons énumérer dans ce chapitre.

Nous les diviserons, pour plus de clarté, en phénomènes physiques, et en phénomènes fonctionnels.

I. *Phénomènes physiques.* — Ce sont des phénomènes sensibles que perçoit le chirurgien au moyen des procédés

1. Malgaigne, *Traité des fractures et des luxations*, Paris 1847, p. 326.

2. *Lyon médical*, octobre 1880.

d'exploration qu'il met en usage, à l'exclusion des sensations éprouvées par le malade lui-même.

1° Signes fournis par la vue.

On observe d'abord une tuméfaction plus ou moins considérable, siégeant au niveau du cou-de-pied et dans les régions malléolaires. Elle se produit assez rapidement, ainsi, chez le malade de l'observation I, elle existait environ une demi-heure après l'accident, lorsqu'on l'eut rapporté chez lui. Cette tuméfaction est lente à disparaître : elle était encore appréciable chez le même malade après trois mois de traitement.

Après la tuméfaction, apparaît une ecchymose ; celle-ci plus tardive ne se montre que du deuxième au troisième jour ; elle a pour siège les malléoles, et elle serait peut-être plus prononcée en dedans qu'en dehors, si, comme il y a lieu de le croire, l'écrasement de l'astragale était plus considérable en dedans qu'en dehors. Cette ecchymose est moins persistante que le gonflement, et disparaît beaucoup plus tôt.

Le tarse est déformé ; cette déformation consiste en un élargissement qui frappe l'œil dès l'abord ; elle est due à l'écartement des nombreux fragments de l'astragale.

L'écrasement de l'astragale, ayant pour but de diminuer son épais eur, la jambe sera comme enfoncée dans le tarse, les malléoles se rapprocheront du sol, toutes les deux, ou une seule, particulièremen l'interne, ce qui doit se rencontrer le plus ordinairement (observation I).

Le pied se trouve plus ou moins déjeté, soit en dehors, soit en dedans, suivant le degré d'abaissement de l'une ou l'autre malléole : chez notre malade encore, le pied était incliné en varus, la plante regardait un peu en dedans.

Il peut se faire que dans la chute, les ligaments tibio-péroniers aient été forcés, que la mortaise se soit élargie, et les malléoles écartées ; c'est là une complication sur laquelle nous reviendrons ; mais on conçoit très bien que la position relative des malléoles ne change pas, et c'est même une des conditions du mécanisme de l'écrasement de l'astragale, alors le tarse, s'élargissant tout autour d'elles, rendra leur relief moins appréciable. Cela est indépendant de l'effacement résultant de l'infiltration des parties molles par la sérosité, de la tuméfaction qui a envahi toute la région. Il est inutile de dire que l'effacement du relief peut être plus prononcé d'un côté que de l'autre de l'axe du pied.

2° La mensuration vient compléter les renseignements fournis par la vue, et permet d'évaluer en centimètres le degré de la déformation. Avec un compas d'épaisseur, on mesure la différence de largeur du tarse du pied malade et du pied sain ; on voit aussi de combien chaque pointe malléolaire s'est rapprochée du bord du pied correspondant.

3° Le sens du toucher peut s'exercer de diverses manières, dont chacune fait percevoir des signes d'ordre différent.

Si l'on se borne à palper, à promener la pulpe des doigts à la surface de la région malade, en la déprimant légèrement, on constate quelquefois la présence de saillies osseuses, variables quant à la forme et au volume, et aussi quant à la mobilité.

Le palper, augmenté de la pression, permet de reconnaître les irrégularités situées plus profondément.

Mais ces deux modes du toucher sont de peu de valeur à côté de celui qui consiste à rechercher la crépitation osseuse, et à produire des mouvements anormaux.

Si, d'une main, on fixe la jambe, on peut quelquefois en embrassant, de l'autre, le pied par dessous, lui imprimer des mouvements de torsion autour de son axe. On sait que la disposition du ginglyme tibio-tarsien rend impossible ces mouvements à l'état normal.

La même manœuvre donne, en même temps, une autre sensation extrêmement importante au point de vue du diagnostic, nous voulons parler de la crépitation. M. Richet nous l'avait fait sentir chez le malade de l'observation I; nous avons eu la sensation très-nette de deux surfaces rugueuses frottant l'une contre l'autre. Rognetta (1) prétend que dans deux cas de fracture de l'astragale (il ne distingue pas de variétés), le toucher lui a donné la sensation *comme de plusieurs noix renfermées d ns un sac.* « L'inflammation (2) et le gonflement qui s'emparent de l'articulation tibio-tarsienne peuvent empêcher de sentir la crépitation. »

II. *Phénomènes fonctionnels.* — Ils sont spontanés ou provoqués, soit par la volonté du malade, soit par la main du chirurgien.

1° Phénomènes spontanés.

1. Malgaigne. *Traité des fractures et des luxations*, t. I, Paris 1847, p. 826. — *Et Archives générales de médecine*, 1833, t. III, p. 498.

2. A. Jamain, *Manuel de pathologie et de clinique chirurgicales*, Paris, 1859, T. I, p. 253.

Ils consistent dans une douleur qu'éprouve le malade, et que lui-même localise dans l'intérieur du cou-de-pied ; quelques jours après l'accident, cette douleur est parfaitement supportable, si le membre est au repos, dans l'immobilité, elle consiste alors plutôt en une sorte de lourdeur, de tension, qu'en une douleur véritable.

Le pied se place de lui-même en extension, comme dans le cas de B...

2° Phénomènes provoqués par la volonté du malade.

Si l'on ordonne au malade de mouvoir son pied, il s'y refuse à cause de la douleur vive qu'occasionneraient ces mouvements. Plus tard, lorsque la douleur est devenue assez faible pour que le patient puisse la surmonter, on observe qu'il ne peut réellement pas mouvoir son membre, et surtout le fléchir, parce que les nouveaux rapports qu'affecte la jambe avec le pied, s'y opposent. En effet, le tibia, s'étant enfoncé dans le tarse, en affaissant le corps de l'astragale, le bord antérieur de sa surface articulaire viendra butter contre le col de cet os, et diminuera considérablement l'amplitude des mouvements de flexion du pied sur la jambe.

De plus, lorsque le malade se tient debout, son pied ne peut soutenir le poids du corps, et s'il touche le sol, on voit qu'il appuie ordinairement sur son bord externe, l'interne étant relevé.

3° Phénomènes provoqués par le chirurgien.

Nous avons déjà vu, à propos du toucher, la possibilité de mouvements anormaux, mouvements de rotation s'effectuant autour de l'axe du pied ; nous avons vu aussi la difficulté des mouvements physiologiques ; il ne nous reste qu'à signaler la douleur que l'on produit quand on essaie de les forcer.

Dans les premiers jours de la fracture, avant que tout travail de consolidation ait eu le temps de s'effectuer, on peut faire exécuter au pied des mouvements de flexion et d'extension assez étendus, et c'est même là un signe important au point de vue du diagnostic.

Mentionnons encore un autre caractère, un signe négatif : c'est l'absence de la douleur, quand on exerce une pression au niveau des ligaments de l'articulation tibio-tarsienne.

Le diagnostic ressort de l'étude des symptômes.

1° La crépitation, telle que nous l'avons indiquée, l'absence de douleur, résultant de pressions pratiquées au niveau des ligaments, éloigneront l'idée d'entorse.

2° La fracture du calcanéum se reconnaîtrait à la possibilité de mouvements contrariés suivant l'axe de cet os. La manœuvre à faire pour rechercher la crépitation serait différente ici : on embrasserait, d'une main, le pied par dessous, mais, l'autre main, au lieu de fixer la jambe, s'appliquerait sur le talon.

3° Les luxations du pied se distinguent de l'écrasement de l'astragale, par l'absence de crépitation, l'impossibilité des mouvements d'extension et de flexion du début, l'allongement ou le raccourcissement de l'avant-pied ou du talon.

4° Quant aux fractures ordinaires de l'astragale, elles sont ordinairement accompagnées d'une luxation de cet os, si bien que leur histoire avait été longtemps confondue avec celle des luxations; d'ailleurs le mécanisme de l'accident en éloignera l'idée dès le début.

Nous ne parlerons que pour mémoire des complications. Il est évident qu'un écrasement du calcanéum peut coexister avec celui de l'astragale; il peut aussi présenter une fracture de sa petite apophyse. D'après Abel (1), elle exigerait, pour se produire, la supination du pied (position en varus), au moment de la chute.

On peut observer, en même temps, un écartement des malléoles, une fracture de ces dernières. Dans un cas (observation VI), les pointes malléolaires seules étaient fracturées (2).

Dans notre chapitre du mécanisme, il a été question des luxations immédiatement consécutives. Nous n'y reviendrons pas.

1. *Archiv. für Klinische Chirurgie*, vol. XXII, 1878, p. 395 (*Der Bruch des Sustentaculum Tali*, par Abel).

2. *Lyon médical*, octobre 1880 (Mollière).

PRONOSTIC. — TRAITEMENT.

Le pronostic, dans un cas de fracture de l'astragale, est grave, en ce sens que les fonctions de l'articulation tibio-tarsienne ne recouvrent jamais leur intégrité. La marche est longtemps gênée : Bourgogne (observation I), après trois mois, marche difficilement ; M. le docteur X., après sept mois, ne pouvait marcher qu'avec une canne et en boîtant. La flexion du pied n'est plus guère possible à la suite de cet accident : ailleurs nous avons dit pourquoi.

Cependant, les autres articulations du pied, et en particulier l'articulation médio-tarsienne, acquièrent, à la longue, une plus grande amplitude de mouvements, et peuvent suppléer au défaut de fonction de l'articulation tibio-tarsienne.

Il va sans dire que chacune des complications, s'il y en avait, aggraverait d'autant le pronostic.

Quant au traitement, nous allons donner celui mis en usage par M. le professeur Richet, et qui répond parfaitement aux indications de la lésion.

Il faut d'abord combattre la tuméfaction par des liquides résolutifs (eau alcoolisée, etc.), dont on imbibera des compresses qu'on appliquera sur la partie malade. On recommandera l'immobilité.

Lorsque la douleur aura diminué d'intensité, que le gonflement tendra à disparaître, on appliquera un appareil inamovible, soit plâtré, soit dextriné, qu'on doublera à l'intérieur d'une couche épaisse d'ouate, afin d'éviter une trop forte compression des tissus sous-jacents. Cet appareil sera en forme de botte, et aura pour but de favoriser, par l'immobilité du pied, qu'il fixera dans une position invariable par rapport à la jambe, la consolidation de la fracture.

On aura bien soin de donner au préalable au pied la position qui serait la moins incommode pour la marche, dans le cas où une ankylose viendrait à se produire. Cette position est celle qui répond sensiblement à l'angle droit.

Mais il y a, dans l'écrasement de l'astragale, une indication particulière, sur laquelle M. Richet a appelé l'attention.

Nous avons vu que l'on observait un élargissement du tarse, et un enfoncement de la jambe dans le pied. Or, c'est précisément ces déformations qu'il faut combattre. On y arrive en plaçant dans l'appareil deux coussins, un de chaque côté du pied, au-dessous des malléoles, de façon à exercer sur le tarse une compression bilatérale.

De cette manière, on rapprochera les fragments dans le sens transversal, et peut-être rendra-t-on à l'os quelque chose de son épaisseur.

Le but de cette pratique n'est pas seulement de rendre au pied sa forme primitive, mais encore, chose beaucoup plus importante, de lui conserver, autant que faire se peut, l'étendue de ses mouvements. En effet, les fragments de l'astragale, écartés transversalement, en avant et en arrière des malléoles, empêcheraient, en se consolidant à cette place vicieuse, ces côtés de la mortaise de se mouvoir à frottement sur les faces latérales du reste du corps de l'astragale, et les immobiliseraient. La compression bilatérale, en rendant au diamètre transversal ses dimensions primitives, rendrait aussi aux malléoles l'étendue de leurs mouvements.

Ce n'est pas tout. Si cette double compression rendait au corps de l'astragale un peu de son épaisseur, le bord antérieur de la face articulaire du tibia viendrait moins facilement butter contre l'os, et les mouvements de flexion du pied seraient moins gênés.

Observation I (*personnelle*)

Fracture par écrasement de l'astragale et de l'apophyse antérieure du calcanéum.

B...., Joseph, âgé de 16 ans, entre à l'Hôtel-Dieu, le 12 mars 1881 ; il est placé au nº 22 de la salle Saint-Landry, service de M. le professeur Richet.

Trois jours auparavant, le 9, lors de l'incendie du Printemps, ce jeune garçon se trouvait au deuxième ou au troisième étage, et pour se sauver, il se cramponne à une corde attachée à un échafaudage établi pour peindre les murs de la maison incendiée. La corde tombait perpendiculairement, le jeune homme se laisse glisser le long d'elle ; mais il la lâche bientôt, et tombe de tout son poids sur le sol, d'une hauteur d'un premier étage ; le corps porte entièrement sur la plante des pieds. Le malheureux s'affaisse évanoui.

Transporté chez lui dans une voiture, on se met en devoir de lui ôter ses bottines, ce qui le fait beaucoup souffrir, et on voit son pied gauche très gonflé, le droit n'a pas de mal. On applique immédiatement sur la partie malade des compresses imbibées de teinture d'arnica. Le malade garde le repos au lit pendant trois jours, après lesquels ses parents se décident à le faire entrer à l'hôpital.

Les deux pieds sont fortement cambrés. Le gauche, le seul malade, est très tuméfié au niveau des malléoles et du cou-de-pied; le tarse paraît élargi, indépendamment du gonflement dont il est le siége. Des deux côtés existent des ecchymoses. Le pied est légèrement étendu sur la jambe. Le malade éprouve une douleur continue dans l'article même en l'absence de tout mouvement ; elle augmente beaucoup d'intensité lorsqu'on veut porter le pied dans la flexion, et surtout quand on cherche à lui imprimer des mouvements d'adduction ou d'abduction et de rotation autour de son axe. La douleur est encore considérable si on presse sur la plante du pied dans la direction de l'axe de la jambe. Si le pied repose sur la face postérieure du talon, la douleur continue déjà indiquée n'éprouve pas de modifications. La longueur de l'avant-pied n'est pas changée ; la saillie du talon en arrière et la direction du tendon d'Achille sont restés les mêmes. On ne sent pas de saillie osseuse anormale.

En poussant plus loin l'exploration, on a une sensation de crépitation quand, tenant la jambe fixe d'une main, et embrassant de l'autre le pied par dessous les malléoles, on imprime des mouvements de latéralité.

Sensation de crépitation également quand on agit en sens inverse et alternativement sur la partie postérieure du calcanéum et son apophyse antérieure.

Les malléoles examinées avec soin en dehors et en dedans ne présentent rien d'anormal : pas de solution de continuité appréciable au toucher, pas de crépitation osseuse.

Les ligaments de l'articulation tibio-tarsienne ne sont pas douloureux à la pression, et la douleur occasionnée par les mouvements passifs ne paraît pas siéger à leur niveau.

L'ensemble de ces signes, tant positifs que négatifs, et le mode de l'accident, permettent de porter le diagnostic de fracture de l'astragale par écrasement, avec fracture concomitante de l'apophyse antérieure du calcanéum.

Des compresses alcoolisées sont appliquées sur la partie malade, le troisième ou quatrième jour des coussins sont placés de chaque côté du tarse, de façon à combattre son élargissement.

Dans les premiers jours la température se maintient un peu au-dessus de la normale.

Le 30 *mars*. — Le gonflement avait beaucoup diminué ; nous avons eu l'idée de mesurer avec un compas d'épaisseur la largeur du pied malade et de la comparer avec celle du pied sain ; les points de repère étaient, de chaque côté, 1 centimètre au-dessus du sommet de chaque malléole : l'écartement a été pour le pied droit de 7 centimètres et demi, et pour le pied gauche (malade) près de 9 cent. ; différence approximative : 13 millimètres. La crépitation osseuse, recherchée comme nous l'avons indiqué plus haut, est encore parfaitement appréciable. M. Richet juge qu'il conviendrait d'immobiliser le membre, et ordonne l'application d'un appareil plâtré.

Cet appareil est mis en place le lendemain par l'externe du service. Il couvre entièrement le segment du membre inférieur compris entre le métatarse et la partie supérieure du mollet. Une couche d'ouate sépare le membre du plâtre. Sur les parties latérales du cou-de-pied l'ouate est accumulée, repliée en forme de coussins, dont le but sera d'exercer une double compression dans un sens perpendiculaire à l'axe du pied, et de rétrécir ainsi le tarse.

Cet appareil est très bien supporté : il ne gêne en rien le malade, qui cependant ne quitte pas le lit.

Ce n'est que vers le 20 avril qu'il lui est permis et de se lever pour s'asseoir sur un fauteuil.

Le 28 avril. — L'appareil est enlevé, c'est-à-dire environ un mois après son application. Le cou-de-pied est encore tuméfié, mais sans comparaison avec la tuméfaction primitive. Maintenant, c'est surtout la région malléolaire externe qui en est le siège. Le relief de la malléole interne disparaît presque complètement à la vue ; mais on peut très bien le délimiter par le toucher. Le pied gauche paraît présenter une concavité plantaire plus considérable que du côté droit, ce qui est dû vraisemblablement au rapprochement du bord interne du pied vers la malléole. La mensuration, en effet, et la distance qui sépare l'extrémité de la malleole tibiale du bord interne, dénonce une différence de 1 centimètre en faveur du pied droit, soit 6 centimètres, tandis qu'on n'en trouve que 5 du côté malade.

Une pression modérée exercée en un point quelconque du pied, ne détermine pas de douleur ; mais elle survient quand on presse fortement de bas en haut contre la plante du pied immédiatement au-dessous de l'articulation tibio-tarsienne. Les mouvements du pied que l'on fait exécuter par le malade sont très bornés, tant dans le sens de l'extension que dans celui de la flexion. Veut-on les amplifier en forçant un peu à l'aide de la main, le malade se plaint.

Sur le dos du pied, un peu en dehors, à 2 centimètres environ en avant du bord antérieur de la malléole externe, on a la sensation d'une saillie osseuse anormale, de la grosseur d'un pois, présentant des angles saillants à sa surface, et dus probablement à la présence d'un des fragments de l'astragale.

Il est conseillé au malade de s'exercer à fléchir et à étendre alternativement son pied. Le 9 mai il déclare que ces mouvements se sont amplifiés, quoiqu'ils soient encore très-bornés.

La situation du pied n'est pas à angle droit avec la jambe; il fait avec elle un angle obtus ouvert en avant, et la position la plus commode est presque l'extension. Toute force agissant dans le sens de la flexion est douloureuse. Cette douleur se montre surtout lorsque le malade, étant debout, cherche à s'appuyer sur la pointe du pied; dans ces conditions, en effet, c'est le poids total du corps qui agit comme force de flexion.

Mais si on fait placer le pied sur le sol, de façon que la plante repose à plat, tout en lui conservant son extension sur la jambe, en le laissant dans la position la plus commode et la moins douloureuse par rapport à la jambe, et qu'on presse ensuite sur celle-ci de haut en bas, on ne provoque pas de douleur, d'où possibilité de marcher avec un talon élevé.

Le 13 *mai.* — B..., quitte l'Hôtel-Dieu pour l'hospice de Vincennes. Les fractures sont consolidées; le pied est un peu dévié en dedans, et repose sur son bord externe; la flexion en est difficile.

Observation II (*Inédite*)

Recueillie à l'hôpital militaire du Val-de-Grâce, service de M. le professeur Chauvel, par M. le docteur Nimier, aide-major, qui a bien voulu nous la communiquer, et que M. le docteur X., victime de l'accident, avec une gracieuseté dont nous le remercions, nous a autorisé à publier.

Le 16 *août.* — M. le docteur X., médecin aide-major, fit une chute de cheval, dans laquelle le poids du corps porta principalement sur le pied droit; il ne peut dire toutefois dans quel sens celui-ci s'est dévié; mais à travers la bottine, il reconnut l'existence d'une saillie anormale, située en avant de la malléole externe. Saisissant alors à pleines mains le cou-de-pied, il réduisit la saillie, et entendit alors un certain craquement ; tout cela, d'ailleurs, sans grande douleur.

Le blessé se fit ramener en voiture chez lui, où il appela ses collègues, qui, ne constatant par de saillie appréciable, vu le gonflement de la région, installèrent une irrigation continue.

Le soir, il y eut un léger mouvement fébrile qui ne persista pas ; puis, deux ou trois jours plus tard, il survint quelques secousses assez vives pour réveiller le malade.

Revenant principalement la nuit, ces secousses persistèrent en diminuant de violence et de fréquence pendant vingt-cinq jours environ.

Les jours qui suivirent l'accident, l'on vit se développer un gonflement considérable qui remonta jusqu'au genou ; en même temps apparut une ecchymose, qui peu à peu s'étendit jusqu'à la cuisse, occupant surtout la partie externe du membre. Celle-ci persista cinq à six semaines.

Le 26 août. — Dix jours après l'accident, le pied fut placé dans une gouttière et simplement enveloppé d'ouate. L'irrigation en effet se faisait mal, et, de temps à autre, le blessé éprouvait des poussées de chaleur et de douleur, lorsque le pansement séchait.

Le 31. — On mit un appareil ouaté silicaté, qui fut renouvelé le 13 septembre, puis enlevé le 24. A ce moment, le gonflement avait à peu près disparu ; la déformation de l'article était ce qu'elle est lors de l'entrée à l'hôpital ; enfin il y avait une atrophie très-notable de la jambe et un peu de la cuisse. L'on fit alors des frictions avec l'huile camphrée. Le blessé d'ailleurs continua de marcher comme il l'avait fait depuis la mise de son appareil, le pied soutenu en l'air, et s'appuyant sur des béquilles. Il n'éprouvait, du reste, aucune douleur spontanée ; la pression, surtout à la partie externe du cou-de-pied, en réveillait une très vive. Enfin, le soir, le pied et la jambe étaient très tuméfiés.

M. X... arrive dans le service le 4 octobre 1880. L'on continue les frictions avec l'huile camphrée, l'on prescrit l'électrisation de la jambe pendant cinq minutes ; puis, le 10, sur la demande du blessé, le médecin traitant tente la réduction. Une gouttière est établie avec un arceau, sur lequel deux bandes de caoutchouc prennent point d'appui pour attirer la jambe en avant, le pied étant maintenu en place, et fixé sur la gouttière (la description de la lésion montrera que les indications en vue de la réduction se trouvaient ainsi remplies). La douleur ne permit au blessé de supporter cet appareil que pendant une demi-heure. On abandonna donc cette idée, et, le 12, on ordonna le massage, des douches locales, d'abord simples, puis sulfureuses ; enfin de la gymnastique locale.

L'amélioration produite par ce traitement permit au blessé de laisser les béquilles vers le 20 novembre.

A ce moment, lorsque M. X... appuyait le pied par terre, il avait la sensation du contact de l'astragale contre les os de la jambe pendant la flexion de l'article. Actuellement (premiers jours de janvier 1881), ce fait est bien moins marqué, et les parties sont dans l'état suivant :

A l'inspection, la face dorsale du pied paraît allongée, et par comparaison avec le pied gauche, l'on trouve, à la mensuration, deux centimètres de plus de la malléole externe à l'extrémité du petit orteil. De plus, la malléole externe est abaissée de un centimètre et demi, tandis que les deux internes sont également distantes du sol.

A la palpation, comme à la vue, la mortaise tibio-péronière paraît intacte ; il n'y a pas d'élargissement appréciable à ce niveau, sauf cependant une tuméfaction générale arrondissant le cou-de-pied ; il n'y a pas non plus de fracture du tibia ou du péroné.

En arrière, la courbe que décrit le tendon d'Achille a presque complètement disparu : la saillie du talon par là même est bien moins appréciable. La malléole externe déjetée en arrière est séparée seulement par un travers de doigt du bord postérieur du tendon, tandis que, à gauche, cette distance est double. De même, la malléole interne se trouve séparée de ce bord par deux travers de doigt, au lieu de trois comme du côté opposé.

En avant de la malléole externe, l'on sent une saillie dure, mobile dans les mouvements du pied, et un peu anguleuse, ne rappelant par sa forme aucune partie normale.

Enfin, la concavité de la voûte plantaire est plus accusée du côté malade.

D'autre part, l'atrophie du membre a presque complètement disparu.

Quant aux mouvements, l'on remarque que la flexion se passe plus dans l'articulation médio-tarsienne que dans la tibio-tarsienne, le calcanéum et l'astragale ne s'associant à ce mouvement que pour une plus faible part qu'à l'état normal. En outre, les mouvements de latéralité sont assez prononcés au niveau de l'articulation tibio-tarsienne.

Somme toute, l'on se trouve vraisemblablement en présence d'une fracture du col de l'astragale avec un écrasement du corps de cet os, le tout accompagné d'une luxation du pied en avant.

Ces désordres ne provoquent actuellement qu'une gêne insuffisante pour entraîner la marche à l'aide d'une canne, et cela sans douleur ; aussi le malade se décide-t-il à reprendre son service le 15 janvier 1881.

Le 28 mars, M. le docteur X., avec une complaisance dont nous ne lui saurions trop de gré, a bien voulu nous écrire, sur notre prière, et nous donner des renseignements précis sur les suites de sa maladie. L'hiver et l'humidité l'ont fait beaucoup souffrir. Un exercice quotidien a amené un peu plus de jeu dans l'articulation tibio-tarsienne, dont les mouvements sont encore très-bornés. Néanmoins, malgré une claudication qui va chaque jour diminuant, et à l'aide d'une canne, M. X., peut faire son service et se rendre chaque jour au fort de l'Est ou au fort de la Briche, distants de son domicile d'environ 5 à 6 kilomètres.

Observation III

(Présentée par M. Chassaignac à la Société de chirurgie dans la séance du 16 mai 1860) (*Gazette des hôpitaux* 1860, p. 247).

Un homme atteint de délire furieux se porte à la poitrine trois coups de couteau et se précipite d'un cinquième étage sur le sol ; les deux pieds, dans la portion tarsienne, supportent toute la violence du choc, car on n'a trouvé de fracture dans aucune autre partie du corps.

Le pied gauche présente une luxation de l'astragale, avec fracture multiple de l'os, dont la tête est chassée en dedans, et se renverse face pour face.

Le pied droit présente une véritable luxation sous-scaphoïdienne de l'astragale, et offre les dispositions suivantes : l'aspect général du pied présente une sorte d'enfoncement de la jambe dans la première rangée du tarse, comme si l'astragale broyé se fut affaissé sous le poids des os de la jambe.

Le pied est sensiblement raccourci dans le sens antéro-postérieur et présente à sa face dorsale, à la distance d'un centimètre à peine de l'extrémité inférieure du tibia, une saillie abrupte que l'on reconnaît tout d'abord appartenir au scaphoïde. Avant toute dissection, on reconnaît aussi que la tubérosité interne du calcanéum a été brisée, mais le reste est intact.

Après dissection, on observe un déplacement en masse du scaphoïde qui, suivi des deux premiers cunéiformes et des deux premiers métatarsiens, a passé au-dessus de la tête de l'astragale, et repose par le bord inférieur de sa face articulaire, sur le collet de l'astragale.

La tête de l'astragale a donc déchiré complètement le ligament calcanéo-scaphoïdien, s'est enclavée à la place du ligament, entre le calcanéum et le scaphoïde, prenant une situation tout à fait fixe, et dont les plus grands efforts ne peuvent le dégager.

Toute la moitié interne du pied a donc subi une espèce de déplacement vers la jambe en passant par dessus la tête de l'astragale, et cependant le pied n'est incliné ni à droite ni à gauche, et se maintient dans sa rectitude et son angle habituels.

Or, voici par suite de quelles dispositions curieuses la moitié externe du pied, composée du troisième cunéiforme, du cuboïde et des trois derniers métatarsiens, a permis au refoulement général du pied de s'effectuer sans déviation.

D'abord le troisième cunéiforme, complètement luxé et déprimé de toute sa hauteur vers la face plantaire a permis au troisième métatarsien de passer au-dessus de lui.

Ensuite, le cuboïde, maintenu dans ses rapports normaux avec le calcanéum, présente tout près de sa face articulaire métatarsienne, une fracture par suite de laquelle les deux derniers métatarsiens, emportant avec eux leur surface d'articulation cuboïdienne, ont suivi le refoulement général du pied en se portant un peu au-dessus du cuboïde.

Le tendon du long péronier latéral s'est maintenu, malgré tout ce désordre, dans sa position naturelle, seulement à son extrémite insertionnelle, il se relève brusquement pour suivre la tête du premier métatarsien relevée elle-même par suite de connexions avec le premier cunéiforme et le scaphoïde.

L'astragale ayant subi un mouvement de révolution verticale, oppose en avant la partie supérieure de sa poulie articulaire de telle sorte que, sans aucun déplacement de latéralité, il y a subluxation de l'os dans son articulation jambière.

Le tendon du jambier antérieur est fortement soulevé en avant.

Les tendons du long fléchisseur des orteils passent sous la tête de l'astragale, laquelle maintient béant un large hiatus à la face interne du pied.

Observation IV

Barral. — Thèse de Montpellier 1868, nº 65, p. 62.

Le 6 août 1865, le nomme Martin fut apporté à l'hôpital de la Conception (Marseille). Il était porté sur un petit char, quand le cheval prit le mors aux dents et le précipita hors du véhicule. Il tomba sur les pieds et puis sur le côté droit ; il éprouva une vive douleur et ne put se relever. On l'apporta immédiatement dans le service de M. Chapplain.

Il y avait quelques petites contusions sur le côté droit du corps et à la figure. Au niveau du cou-de-pied droit, en avant et un peu en dehors se trouvait une plaie transversale, à bords assez nets, en forme de boutonnière, et par où sortait une tête osseuse que l'on reconnut pour être la tête de l'astragale qui s'articule avec le scaphoïde. C'est à peine si cette saillie osseuse tenait encore au restant de l'astragale par quelques fibres ligamenteuses ; on en fit immédiatement l'ablation avec les ciseaux. Introduisant ensuite le doigt dans la plaie, on constata que l'astragale était encore fragmenté et que ses petits fragments étaient mobiles sur le calcanéum ; la trochlée paraissait avoir conservé ses rapports avec la mortaise jambière. Le pied était dans une adduction modérée, sa pointe ramenée en dedans ; sous la malléole interne on constatait une dépression assez marquée au fond de laquelle on percevait de la crépitation ; pas d'hémorrhagie. Le membre fut placé dans une gouttière de Bonnet, et soumis à une irrigation continue d'eau tiède (diète, limonade pour boisson, potion diacodée).

La nuit avait été bonne, et le lendemain le malade était assez calme et n'éprouvait qu'une douleur modérée au niveau du pied. On continua le même traitement.

Le 8 août, les chirurgiens de l'hôpital, appelés en consultation par M. le Dr Chapplain reconnurent une fracture antéro-postérieure de la portion restante de l'astragale, de sorte que la portion qui s'articule avec le tibia se trouvait divisée en deux moitiés. M. Chapplain put extraire le fragment externe avec beaucoup de facilité. On tenta la conservation du membre sur l'avis de plusieurs médecins consultants qui se rappelaient avoir obtenu des succès dans des cas semblables....

Le malade mourait huit jours après son accident. A l'autopsie on voyait le fragment interne de l'astragale solidement attaché à la malléole ; le calcanéum était très mobile par dessous.

Ainsi dans ce fait, nous trouvons une luxation de l'astragale en avant et en dehors, avec deux fractures, portant l'une sur le col de l'astragale, l'autre sur la coupe de l'os, qui se trouvait séparé en deux moitiés dont l'externe seulement était luxée, tandis que l'autre occupait sa situation normale.

Observation V

(Thèse de Montpellier 1868, nº 65, p. 68, Barral). Prise à Avignon dans le service de M. Pamard. — Attrition de l'astragale.

Le nommé M...., trompette au 4e hussards, fit une chute le 28 janvier 1868, dans les conditions suivantes : il montait un cheval vigoureux, qui, dans un écart violent, le désarçonna de telle sorte qu'il alla tomber à une certaine distance, dans la station debout. Il ne put se maintenir sur ses jambes, ni se relever ensuite; il fut porté immédiatement à l'hôpital.

J'étais de garde lorsque ce malade arriva ; je le vis le premier, et voici ce que je remarquai : le pied était dans une forte abduction, la plante regardant en dehors. Il existait un élargissement de l'espace intermalléolaire, et au-dessous de la malléole interne une saillie dure que je pris pour la poulie de l'astragale. On pouvait faire mouvoir le calcanéum sans imprimer le moindre mouvement à cette tête ; il y avait un sentiment confus de crépitation qui, par son défaut de netteté et l'absence de gonflement, ne me permit pas de supposer l'existence d'une fracture. Je pensai tout d'abord à une luxation de l'astragale en dedans.

Le malade ressentant une vive douleur, je crus devoir, pour la calmer, procéder à la réduction de la luxation. Comme je ne pus y réussir que d'une manière fort incomplète, et craignant d'un autre côté, que le gonflement ne vînt encore obscurcir le diagnostic, je fis prévenir mon chef de service. Aussitôt M. Pamard arrivé, sur son ordre je chloroformisai le malade, et malgré de très fortes tractions qui furent d'autant plus énergiques que le membre, à la suite de l'emploi des agents anesthésiques, était dans la résolution, nous ne pûmes néanmoins obtenir une réduction complète.

On faisait bien disparaître la résolution presque en entier, mais aussitôt abandonné à lui-même, le pied reprenait sa position vicieuse. Après de nombreuses tentatives, qui ne donnèrent pas de meilleurs résultats, nous appliquâmes une attelle sur un coussin qui s'arrêtait au niveau de la cheville, et de la sorte nous pûmes exercer une contention assez grande pour porter le bord externe du pied en bas et en dedans. Cela fait, des compresses trempées dans de l'alcool camphré furent placées sur la jambe, mise dans une bonne position.

Le lendemain, l'appareil fut enlevé, et nous pûmes, à notre grande surprise, amener, avec la plus grande facilité, le pied dans sa position normale. Le gonflement était très modéré ; il n'y avait aucun signe de réaction locale. On appliqua alors un simple bandage roulé et deux attelles, l'une externe et l'autre interne, destinées à maintenir la luxation réduite.

Tout marcha avec la plus grande simplicité jusqu'au 2 février, pas de douleur ; la déformation se maintenait facilement réduite ; l'état général était excellent, l'appétit très bon.

Le 2 février, survinrent inopinément des accidents redoutables, qui commencèrent par un frisson violent et très prolongé, lequel fut suivi immédiatement de délire avec agitation ; le pouls était dur, plein, fréquent.

Le lendemain, 3 février, on constate le même état général, et localement l'existence d'une gangrène s'étendant jusqu'au dessous du mollet et non encore limitée. Malgré le traitement institué, qui consista dans l'administration de la quinine à haute dose, le malade succomba le 4 février, sept jours après l'accident. M. Pamard pense qu'on doit faire entrer en ligne de compte les habitudes invétérées d'ivrognerie de ce militaire, pour expliquer cette terminaison si prompte.

Autopsie. — Légère congestion des méninges. L'examen du pied nous permet de constater les lésions suivantes : il existait une fracture de l'astragale, de telle sorte que le col de cet os était séparé de la partie postérieure et maintenu dans ses rapports avec le calcanéum et le scaphoïde. Quant à la partie postérieure, elle était littéralement broyée et divisée en un grand nombre de fragments. La partie inférieure était réduite en une espèce de bouillie. La partie supérieure qui s'articule avec le tibia, avait seule résisté, mais avait glissé en dedans pour venir se loger sous la malléole interne, où nous l'avions sentie pendant la vie.

Les ligaments latéraux externes de l'articulation étaient complètement déchirés ; l'artère pédieuse, soulevée par le fragment supérieur de l'astragale, était portée en avant, sans être ni déchirée ni oblitérée par un caillot. L'eschare n'était pas encore limitée du côté des parties profondes ; elle ne comprenait pas encore toute l'épaisseur de la peau.

Observation VI

Relatée par Daniel Mollière, chirurgien-major désigné de l'Hôtel-Dieu de Lyon, dans son *Étude sur quelques symptômes des fractures de l'astragale* (*Lyon médical*, 1880. T. XXXV, nº 42, p. 217-224).

J'ai observé un cas, dans lequel, à la suite d'une chute d'un premier étage, il y avait eu broiement de l'astragale et luxation du pied avec plaie. Toutes les pointes malléolaires avaient été fracturées. Je pratiquai dans ce cas la résection tibio-tarsienne. Le plateau tibial fut enlevé par un trait de scie. Lorsque je me mis en devoir d'enlever les débris de l'astragale, je vis que cet os était broyé dans sa portion tibio-tarsienne ; mais un trait fort net, passant par son col, séparait la tête de l'os. Je le laissai en place, et lorsque le malade quitta l'hôpital, je pus constater que les mouvements de l'avant-pied étaient parfaitement libres. L'inflammation ne s'était pas propagée à l'articulation de Chopart, qui était restée saine.

Observation VII

Du même : *loco cit.*

Un robuste jeune homme de 23 ans, nouvellement marié, fut précipité pendant son voyage de noces, du haut d'une voiture, au tournant d'une route, et tomba sur le pied. Il put faire quelques pas, mais la douleur fut excessivement vive. Les jours suivants, une tuméfaction énorme se produisit. Un médecin appelé, chercha en vain une fracture. Les explorations furent négatives. Le membre fut soigneusement immobilisé dans une gouttière ouatée. Néanmoins, vers le dixième jour, la peau devint rouge au niveau de l'articulation tibio-tarsienne. Du pus s'était formé, il fallut lui donner issue.

Lorsque, le vingtième jour, on me confia ce malade, je constatai, comme mon confrère, l'absence de toute fracture du côté du tibia et du péroné. L'articulation tibio-tarsienne suppurait. Je me mis en devoir de la drainer à l'aide de petits tubes de caoutchouc.

Vers le dixième jour, j'introduisis un stylet, et je sentis un fragment mobile que je n'eus aucune peine à extirper avec des pinces à pansement. Il avait environ 3 centimètres de longueur, sur 2 de largeur et 1 d'épaisseur. C'était un fragment de la face supérieure de l'astragale. Ce fragment, encroûté de cartilage et privé de toute connexion vasculaire, n'avait pu vivre. Il avait joué le rôle de corps étranger, et avait provoqué la suppuration de la jointure.

Le malade a guéri assez rapidement, mais il a eu une ankylose du cou-de-pied. Avec le temps, les jointures médio-tarsiennes ont acquis des mouvements supplémentaires, et il marche sans difficulté.

Observation VIII

Recueillie par Battley.
(Œuvres chirurgicales complètes de sir Astley Cooper, traduites par Chassaignac et Richelot. Paris, 1835, p. 44).

En septembre 1797, un individu, dans un accès de démence, se jeta par une fenêtre du deuxième étage ; ses pieds atteignirent le sol avant le reste du corps. Il put se relever sans aide, frappa avec force à la porte de sa maison, et monta les escaliers sans aucun appui. Il verrouilla la porte sur lui et se mit au lit. On fut obligé de forcer la porte pour arriver jusqu'à lui. Un chirurgien proposa immédiatement l'amputation qui fut rejetée par les amis du malade. Je fus chargé, avec sir A. Cooper, du traitement. Nous trouvâmes une luxation compliquée du pied : le tibia était porté au côté interne du pied ; et quand on passait le doigt dans la plaie, on reconnaissait que l'astragale était divisé en plusieurs fragments. Ceux qui étaient complètement libres furent enlevés, et le tibia fut replacé....

Au bout de trois ou quatre jours, il se développa dans l'articulation une inflammation considérable....

Il survint une suppuration étendue....

Au bout de quatre à cinq mois, les parties qui avaient suppuré étaient cicatrisées.

Au bout de neuf mois, le malade put retourner à ses occupations, conservant toutefois un peu de raideur dans l'articulation. En deux années, son rétablissement fut tellement complet, qu'il put marcher sans l'aide d'un bâton, et au bout de trois ou quatre ans, il était en état de se livrer à l'exercice de sa profession, presqu'aussi bien que pendant la première partie de sa vie.

CONCLUSIONS

Les fractures de l'astragale par écrasement sont rares.

Comme cause, elles reconnaissent nécessairement une chute de haut sur la *plante* des pieds.

Des chaussures à talons élevés la favorisent.

Elles se reconnaissent à l'élargissement du tarse, à une crépitation mise en évidence par une manœuvre spéciale, à la possibilité de mouvements de flexion et d'extension du pied au début.

La durée de la maladie est plus longue que dans l'entorse.

Les mouvements du ginglyme articulaire restent longtemps bornés.

Le traitement exige une compression bilatérale du tarse.

INDEX BIBLIOGRAPHIQUE

Archiv für klinische Chirurgie. vol. XXII, p. 396, 1878 : Der Bruch der Sustentaculum Tali, par Abel.

Archives générales de médecine, 1843, 4e série, t. I. p. 366.

Barral. — Thèse de Montpellier, n° 65, 1868, p. 62 et 68.

Bichat. — Anatomie descriptive, t. I, 1829, p. 443.

Cruveilhier. — Traité d'anatomie descriptive, 5e édition, t. I, p. 246.

Dictionnaire encyclopédique des sciences médicales, Art. *Astragale*, par Labbé.

Dubreuil. — Thèse de doctorat, Paris 1864.

Erichsen. — The science and art of Surgery, London 1869, vol. 1, p. 305.

Gazette médicale de Paris, 1843, p. 516.

Gurlt. — Statistique des fractures, dans Archiv für klinische Chirurgie, t. XXV, 1880, p. 467.

Gazette des hôpitaux, 1860, p. 247.

Hayem. — Revue des sciences médicales, 1878, t. XII, p. 263, art. de Paul Berger.

Jamain. — Manuel de pathologie et de clinique chirurgicales. Paris, 1859, p. 253.

Journal de chirurgie de Malgaigne, 1843, p. 379. — Observation d'un cas de fracture du calcanéum après une chute sur la plante des pieds, recueillie par Béringuier.

Jaccoud.— Dictionnaire de médecine et de chirurgie pratiques : Art. *Pied* par Delorme, t. XXVII, p. 617 et 888.

Lyon médical, octobre 1880, t. XXXV, p. 217-224 : Etude sur quelques symptômes des fractures de l'astragale, par Daniel Mollière, chirurgien-major désigné de l'Hôtel-Dieu.

Malgaigne. — Gazette médicale de Paris, 1843, p. 347.

Idem. — Traité des fractures. Paris, 1847, p. 326, 825.

Idem. — Traité des luxations. Paris, 1855, p. 1022.

Nélaton. — Éléments de pathologie chirurgicale, 2e édition, t. II, p. 470 et 472.

Œuvres *chirurgicales complètes* de sir Astley Cooper, traduites par Chassaignac et Richelot. Paris, 1835, p. 44.

Richet. — Traité pratique d'anatomie médico-chirurgicale, 5e édition, p. 1291, 1305, 1317, 1326, 1327.

Rognetta. — Archives générales de médecine, 2e série, t. III, 1833, p. 498.

Idem. — Archiv. gén. de méd., 2e série, t. IV, 1843, p. 40.

Idem. — Gazette médicale de Paris, 1843, p. 113.

Sappey.—Traité d'anatomie descriptive, 2e édition, t. I, p. 420.

Tavignot. — Bulletins de la Société anatomique, 1843, p. 170.

Tillaux. —Traité d'anatomie topographique, 2e édition, p. 1037

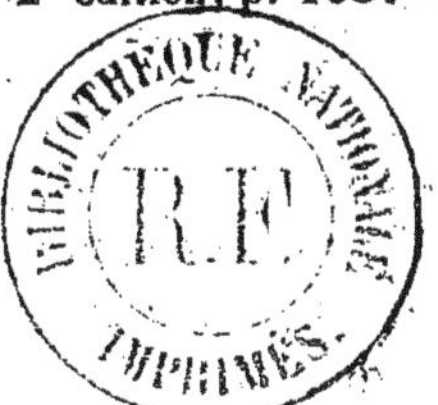

Imp. A. Derenne. Mayenne. — Paris, boulevard Saint-Michel, 52.

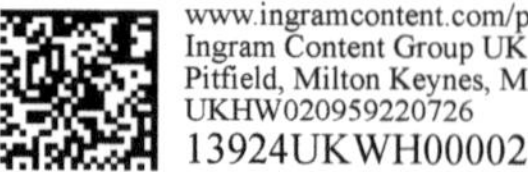
www.ingramcontent.com/pod-product-compliance
Ingram Content Group UK Ltd.
Pitfield, Milton Keynes, MK11 3LW, UK
UKHW020959220726
13924UKWH00002B/777

9 782019 941284